INCONVÉNIENTS

DES

CLIMATS HYPERTHERMIQUES

A CHALEUR CONSTANTE

ET

MOYEN D'Y REMÉDIER

PAR

Le Docteur Lucien-Hippolyte CLÉMENT

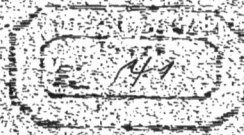

SAINT-ÉTIENNE

IMPRIMERIE THÉOLIER ET Cie

12, Rue Gérentet, 12

1894

INCONVÉNIENTS

DES

CLIMATS HYPERTHERMIQUES

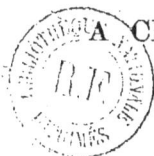

À CHALEUR CONSTANTE

ET

MOYEN D'Y REMÉDIER

PAR

Le Docteur Lucien-Hippolyte CLÉMENT

SAINT-ÉTIENNE

IMPRIMERIE THÉOLIER ET Cie

12, Rue Gérentet, 12

1894

Mémoire présenté à

M. De LANNESSAN, Gouverneur général

et à

M. CHAVASSIEUX, Résident général

en Indo-Chine.

INCONVÉNIENTS

DES

CLIMATS HYPERTHERMIQUES

A CHALEUR CONSTANTE

ET

MOYEN D'Y REMÉDIER

MONSIEUR LE RÉSIDENT GÉNÉRAL,

Lorsque, pendant votre séjour en France, vous me fites l'honneur de m'accorder une audience, vous m'exprimâtes le désir d'avoir un petit mémoire concernant le sanatorium qui avait fait le sujet de notre conversation. Ce mémoire devait avoir pour but de vous rappeler quelles conditions devrait remplir cet établissement, au point de vue médical, pour rendre les services qu'on attend de lui.

C'est ce petit travail que je vous adresse aujourd'hui.

Quelques considérations préliminaires sur les effets de la chaleur chez les non-acclimatés, me paraissent utiles et pour une bonne exposition et pour une parfaite compréhension de mon projet.

Notre existence est une lutte continuelle contre la tendance du milieu dans lequel nous vivons, à nous soustraire ou à nous donner du calorique. Sous les tropiques ce milieu tend à accumuler la chaleur dans l'organisme.

Comment lutte-t-il contre cet ennemi ?

Notre organisme se défend :

1° Par une évaporation exagérée à la surface de la peau (transpiration) ;

2° En facilitant le rayonnement et en diminuant l'absorption du calorique, c'est-à-dire par le séjour dans les endroits plus frais et exposés aux courants d'air, par des vêtements amples, légers et blancs ;

3° Par l'abstention d'une alimentation trop riche en hydro-carbures ;

4° Par une diminution dans ses propres combustions, c'est-à-dire par une moindre activité dans la respiration et dans le travail physique.

Mais si la lutte est facile à soutenir lorsque sa durée ne dépasse pas certaines limites, quelques mois par exemple, comme en Algérie ou en Tunisie, elle devient de plus en plus pénible si elle se prolonge, et un moment arrive où cette lutte a épuisé les forces du combattant et même où les armes qui le défendaient se tournent contre lui et achèvent de le terrasser.

Si nous examinons les températures estivales de l'Europe, surtout de ses péninsules méridionales, ou bien de nos colonies du nord de l'Afrique, nous voyons qu'elles sont aussi élevées que celles des climats tropicaux. En effet, des maxima de 32° à 35° à l'ombre se voient tous les ans en Provence, de 36° à 38° dans le sud de l'Italie, en Sicile et dans la péninsule ibérique, de 40° et quelquefois plus dans le Nord-Africain, Maroc, Algérie, Tunisie et Tripolitaine. En 1830, de Gasparin a noté à Orange une température de 40° 2 et, le 9 juillet 1874, on constatait au parc de Montsouris, près Paris, 38° 4. Dans les plaines de la Hongrie même, il n'y a pas d'été où la chaleur n'atteigne 36° ou 38°.

Tous ces pays, néanmoins, font partie de la zone tempérée et sont parfaitement sains, malgré ces écarts hyperthermiques.

La raison, la voici: C'est qu'ils ont un hiver, hiver plus ou moins froid, plus ou moins long, mais dont l'organisme profite pour fourbir ses armes et réparer ses pertes.

Donc, seule, la chaleur continue est à craindre et la lutte ne devient dangereuse que par sa persistance. Aussi un pays, fut-il dans la zone torride, n'est point absolument malsain s'il possède une saison froide.

Le Tonkin, par exemple, comme le constate M. de Lanessan, dans son remarquable ouvrage sur l'Indo-Chine, est doué d'un climat bien supportable, malgré les chaleurs excessives de l'été, parce que quelques mois de fraîcheur permettent facilement aux hommes bien portants de réparer les forces perdues pendant la saison chaude.

La Nouvelle-Calédonie, dont la latitude australe correspond à peu près à celle de l'Annam septentrional, est encore plus salubre, au dire d'Elisée Reclus, puisque « des laboureurs et des terrassiers blancs peuvent travailler le sol, même dans les endroits marécageux, sans que leur santé ait à en souffrir ». L'éminent géographe, il est vrai, explique ce phénomène par la présence autour de l'île d'une ceinture de coraux vivants, mais tout me porte à croire que la vraie raison lui a échappé et qu'elle est tout entière dans ce qu'il indique d'autre part en parlant de la climatologie de ce pays, à savoir que « les écarts entre l'hiver et l'été sont considérables. »

Tout le monde sait que les transpirations abondantes et prolongées affaiblissent énormément. Silva et Pescarolo ont donné de ce fait une explication fort ingénieuse basée sur des expériences très précises. Ils ont démontré que, lorsque la peau est sèche, la résistance au courant électrique est considérable, tandis qu'elle est très faible chez les personnes en transpiration ou dont la peau est habituellement moite. Ce qui est vrai pour l'électricité l'est également pour le fluide nerveux, et cette déperdition de fluide nerveux contribue à créer l'état de neurasthénie physique et morale, avec faiblesse irritable et volition amoindrie qui caractérise l'Européen après un séjour prolongé sous les tropiques. Pour me servir d'une comparaison qui, en concrétant mon idée, la rendra plus claire, les transpirations constantes nous transforment en vraie bouteille de Leyde, dont l'armature en mauvais état ne retiendrait plus l'électricité. De plus, elles entraînent à l'abus des boissons, ce qui produit des effets déplorables sur le tube intestinal en prédisposant aux diarrhées et en déprimant les forces digestives.

Sous l'influence d'une forte chaleur passagère, la respiration active ses mouvements pour exhaler de la vapeur d'eau (Lacassagne) ; mais, par contre, si l'application est assez prolongée, et si la chaleur est humide, on constate chez les animaux en expérience un ralentissement du rythme respiratoire (Vierordt et Lüdwig). Si à cela nous ajoutons que l'air chaud renferme une quantité absolue d'oxygène moindre que l'air tempéré ou froid, puisque le même cube d'air qui à 0° contient 36 gr. 73 d'oxygène n'en contient plus que 32 gr. 80 à 30° et que le sang dissout d'autant moins de ce gaz que l'air qui arrive aux vésicules pulmonaires est plus chaud, il sera facile de comprendre que, des conditions requises pour devenir anémiques, il n'en manque aucune aux Européens non acclimatés.

En outre, comme tout s'enchaîne dans la genèse d'un état morbide, la paresse respiratoire provoque une congestion passive des organes abdominaux, du foie surtout, par déplétion insuffisante de la veine cave inférieure et du cœur droit.

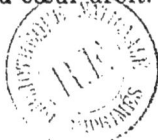

Cette congestion est encore augmentée, d'autre part, parce que la quantité d'acide carbonique exhalée par la surface pulmonaire devenant moindre, ces matériaux carbonés sont obligés de prendre une autre voie et s'éliminent par le foie, ce vrai poumon des pays chauds, comme on l'a si justement dénommé.

Je n'insiste pas sur les conséquences de ce surmenage hépatique, car, outre qu'elles sont suffisamment connues, elles se trouvent un peu en dehors du cadre que je me suis tracé.

Il résulte de cet ensemble de circonstances que la nutrition tout entière se déprime et que, sans être malades au sens strict du mot, le neurasthénique et l'anémique sont un terrain éminemment propice à l'éclosion de tous les germes morbides.

Mais il a toujours été plus facile de prévenir le mal que de le guérir. Or, les personnes dont je parle n'étant qu'affaiblies, peu de chose doit les remonter. Il faut seulement que ce peu de chose soit à leur portée. Elles n'ont pu l'avoir jusqu'à aujourd'hui et mon projet de sanatorium doit le leur donner.

Ce peu de chose qui est cependant le seul remède vraiment efficace, c'est l'hiver, c'est le froid dont le tonus annuel leur fait défaut.

En effet, sous l'influence du froid, d'un froid modéré surtout, la vitalité alanguie se réveille ; à l'abattement physique et moral font place un sentiment de bien être et une augmentation de l'appétit. L'apport d'oxygène en plus grande quantité au poumon permet à la fonction respiratoire d'alimenter plus généreusement les combustions organiques, d'où disposition parfaite à l'activité physique et intellectuelle.

Le but à atteindre est donc le suivant : il faut construire un établissement, dans lequel les personnes qu'on y admettrait à tour de rôle seraient, pendant une période qui reste à déterminer d'une façon précise, mais qui ne devrait pas être inférieure à trois semaines, complètement et rigoureusement isolées du milieu extérieur et soumises à l'action vivifiante d'une atmosphère dont la température serait de 10° à 18° centigrades inférieure à celle qu'elles sont obligées de subir habituellement.

On arriverait à ce résultat par un ensemble de moyens, dont le premier et le plus important serait une aération absolument et exclusivement artificielle, faite avec de l'air préalablement refroidi. Des murs très épais et recouverts au dehors d'un enduit imperméable de silicate de magnésie ou d'un carrelage en porcelaine exactement cimenté sont indispensables et pour empêcher l'accès de la chaleur et pour éviter que les précipitations de vapeur d'eau, qui se feront sur la paroi extérieure, n'amènent au dedans une humidité malsaine. Je ne pense pas qu'il soit nécessaire de faire circuler des liquides réfrigérants. L'air froid me paraît suffire, car il faut éviter une réfrigération brutale dont les conséquences seraient sûrement à redouter.

Il est en effet des objections qui viennent d'autant plus naturellement à l'esprit qu'on a affaire à des sujets surchauffés, par suite plus impressionnables aux brusques variations de température et on se prend à craindre une invasion de maladies à frigore, rhumes, bronchites, pleurésies, etc. A mon avis, si une répercussion doit être surveillée, ce n'est pas vers les organes thoraciques, mais plutôt vers l'intestin, et la ceinture de flanelle, qui est d'une prudence élémentaire pendant le jour, devra être doublée pendant la nuit. Néammoins, rien de tout cela ne doit arriver si on suit, dans la construction et l'aménagement du serpentin réfrigérateur, les indications qui seront données à l'article aération.

On procèdera toujours par gradations successives, en abaissant la température de 5° le 1er jour, de 3° le 2e et ensuite de deux degrés par jour jusqu'à 15° ou 16° centigrades, qui me paraît être la température de choix pour un sanatorium. Aussi devra-t-on la maintenir à ce niveau à peu près constant, sauf la nuit où on l'élèvera de deux à trois degrés, dans le but de prévenir toute répercussion intestinale.

Je passe à la description sommaire de l'établissement.

Il va sans dire que je ne soumets ici qu'un plan schématique, car mon inhabileté en matière architecturale me permet seulement de donner des indications, pour rectifier plus tard, s'il y a lieu, ce qui ne serait pas conforme au plan idéal qui est dessiné d'une manière complète dans mon esprit.

DISPOSITION GÉNÉRALE DU SANATORIUM

EMPLACEMENT. — Il faudrait choisir un endroit sain, de préférence sur le bord de la mer, afin de pouvoir bénéficier pour la ventilation d'un air aussi pur que possible, à mi-côte ou sur une petite éminence, avec de la bonne eau potable dans le voisinage, provenant soit d'une source jaillissante, soit d'un puits. Pour la Cochinchine, on trouverait peut-être à réaliser ces désiderata dans les environs du cap Saint-Jacques.

FORME. — Rectangulaire ou ovale allongé.

ORIENTATION. — Le grand axe dirigé de l'est à l'ouest, afin de rendre les rayons solaires presque tangents aux fenêtres des deux façades principales.

AMÉNAGEMENT INTÉRIEUR

REZ-DE-CHAUSSÉE. — Cuisine et dépendances, salle de bains et d'hydrothérapie, salles à manger, salle de réunion, salons, bibliothèque, fumoir, le tout, sauf la cuisine, entouré par un large vestibule circulaire dans lequel ces diverses pièces prendraient jour, afin d'éviter l'arrivée directe des rayons solaires. Ce dernier point n'est pas sans importance, car l'hiver ne se compose pas seulement d'une moindre chaleur, mais encore d'une moindre lumière.

Au centre, très grand hall pour jeux variés, boules, quilles, lawn-tennis, gymnastique, escrime, billards etc. Cette vaste salle où toutes les autres pourraient également prendre un supplément de jour, aurait toute la hauteur de l'établissement et serait éclairée par en haut. Son plancher devrait être recouvert d'un tapis caoutchouté, afin d'amortir les heurts et les chutes possibles. Exclusivement destinée aux exercices physiques, elle serait aussi la plus froide et on y maintiendrait une température de 12° à 14° degrés seulement. Cet abaissement thermique serait obtenu au moyen de l'appoint fourni par un poèle frigorigène.

1ᵉʳ ÉTAGE. — Deux rangées de chambres séparées par un vestibule, les unes prenant du jour au dehors et la rangée intérieure donnant dans le hall central.

Au-dessus des cuisines, chambres de domestiques, lingerie et escalier de service. Le grand escalier prendrait pied au vestibule d'en bas et arriverait au 1ᵉʳ étage à l'un des angles.

Les chambres devraient avoir à leur partie supérieure la forme de ruche d'abeilles, ou au moins de tunnel, afin de permettre une meilleure aération. Je ne parle pas du cubage de place, car il n'a qu'une minime importance, avec la ventilation surabondante qu'exige mon projet.

2ᵉ ÉTAGE. — Le 2ᵉ étage dont le plancher devrait être extrêmement épais pour amortir le bruit des pas, serait constitué exclusivement par une terrasse belvédère avec arbres dans des caisses, massifs de verdure et plates-bandes de fleurs dans des vases trés larges et peu profonds.

Cette terrasse serait l'endroit accessible le plus élevé, le mieux éclairé, partant le plus chaud. Ce serait le jardin de l'établissement, un lieu de promenade pour le matin, permettant une vue étendue de la mer et de la campagne et qui diminuerait l'ennui qu'une captivité de trois semaines entraîne toujours avec elle, quelles que soient les distractions dont on puisse l'égayer.

MURS EXTÉRIEURS. — 1^m,25 à 1^m,50 d'épaisseur au rez-de-chaussée et au 1er étage ; 0^m,50 au 2e.

PORTES. — Deux doubles portes avec tambour, une constituant la grande entrée qui ne s'ouvrirait que très rarement et à l'autre extrémité celle de la cuisine et des services qui ne s'ouvrirait qu'à certaines heures du jour et pendant très peu de temps, pour éviter l'abaissement de pression et l'inversion du courant aérateur.

FENÊTRES. — *Rez-de-Chaussée*. — Longues et étroites.

1er Etage. — Etroites, basses et à verres teintés pour les chambres donnant au dehors, plus larges pour celles qui prendraient du jour dans la salle centrale.

2e Etage. — Hautes et larges.

TOIT. — La toiture, dans sa moitié extérieure, devrait être recouverte d'un réservoir circulaire, clos, en zinc, de 25 à 30 centimètres de diamètre. Une pompe foulante adaptée à la machine motrice du ventilateur y enverrait constamment de l'eau provenant d'une source ou d'un puits. Cette eau absorberait une partie de la chaleur solaire et un tuyautage permettrait de l'utiliser pour les besoins de l'établissement, bains, douches, eau de toilette, eau potable même, car elle serait renouvelée constamment et, pour l'avoir fraîche il suffirait de la frapper dans des carafes sur le poêle frigorigène.

La moitié plus centrale serait vitrée pour donner plus de jour et un peu de soleil, au moins à une partie de la terrasse-jardin.

Tout à fait au centre et surmontant le tout, un clocheton ou pavillon ayant les mêmes diamètres que le hall, recevant du jour par de vastes baies latérales vitrées et possédant à son sommet la porte de sortie de l'air.

AÉRATION

Ceci est la partie importante par excellence.

Elle serait toute artificielle comme dans une mine et se ferait au moyen d'un ventilateur par propulsion devant fournir un débit de 80 à 100 litres à la seconde pour un sanatorium de cinquante personnes, non compris le personnel domestique. J'ai donné la préférence à la propulsion plutôt qu'à l'aspiration, parce que l'établissement étant aussi hermétiquement clos que possible et tout l'air devant passer par le ventilateur et la chambre de réfrigération, il est

nécessaire que la pression intérieure puisse être
d'un demi à un centimètre de mercure supérieure à
celle du dehors. On favoriserait encore cette augmentation de pression en donnant au conduit efférent un
diamètre légèrement inférieur à celui du conduit
afférent.

A son entrée dans le tube, l'air se dépouillerait de
ses poussières sur un tamis en toile maintenue dans
un état constant d'humidité. Il serait ensuite amené
dans un serpentin long d'une quarantaine de mètres
placé dans une chambre de réfrigération à parois
très épaisses. Un dispositif particulier devrait permettre de pouvoir à volonté faire passer l'air dans
40, 30 ou 20 mètres seulement de serpentin, suivant
qu'on aurait besoin d'introduire de l'air plus ou moins
refroidi.

Quant aux moyens de réfrigération les meilleurs
et les plus économiques, il appartient aux ingénieurs
spécialistes de décider en dernier ressort. Je crois,
néanmoins, que le froid produit par l'évaporation de
l'ammoniaque serait le plus pratique et, en tout cas,
plus que suffisant.

Au bas du serpentin, on disposerait un petit réservoir avec robinet purgeur, qui serait destiné à re-
cueillir les eaux de condensation. Cette condensation
serait certainement appréciable, puisque de l'air
pris dans les environs de 30° serait ramené à 10°
ou 12°.

L'entrée de l'air refroidi et dépouillé de son
excès de vapeur d'eau se ferait au rez-de-chaussée

par le vestibule et par le dessous des planchers qui seraient ajourés ou percillés de petites ouvertures. Chaque salle serait munie de une ou plusieurs bouches efférentes qui amèneraient l'air sous le plancher du 1ᵉʳ étage, pareillement percillé de multiples ouvertures. Au sommet de chaque chambre, que j'ai désirées de forme à peu près conique si c'est possible, se trouverait une ventouse pour le passage de l'air au 2ᵐᵉ étage, où seraient les jardins. De là, il gagnerait le clocheton supérieur et ferait retour au dehors.

Quant à l'éclairage, on donnerait la préférence à la lumière électrique qui aurait l'avantage de ne pas vicier l'atmosphère et qu'on produirait facilement en faisant actionner une dynamo par la machine du ventilateur.

A propos des précipitations aqueuses qui se feront sur les parois murales et dont j'ai parlé au début, il est une précaution qui s'impose, à savoir : la nécessité de veiller au parfait écoulement de ces eaux. Le meilleur moyen consisterait peut-être à entourer les fondations d'une épaisse couche d'argile disposée en pente douce et sur laquelle glisseraient les eaux pour aller se perdre un peu plus loin.

Si toutes les conditions que je viens d'énumérer se trouvent remplies, ce sanatorium devra réaliser l'hiver idéal, qui se compose d'un froid modéré, régulier, sec, arrivant progressivement et sans soubressauts, d'une pression barométrique forte et d'une luminosité moyenne.

Mais il est un écueil important qu'il faudra tâcher d'éviter, car l'influence du moral sur le physique n'est pas à négliger. Je veux parler de l'ennui. Pour que trois semaines de claustration soit supportables, il est nécessaire de faire de cette prison, sinon un séjour enchanteur, tout au moins pas trop désagréable. C'est pour cela que j'insiste, en terminant, sur la nécessité d'y réunir le plus de distractions possibles, bibliothèque avec un grand choix de livres, jeux multiples et variés, piano, billards etc, etc. C'est pour cela encore que j'ai conseillé la terrasse avec jardins au 2ᵉ étage, qui de prime abord semble chose paradoxale et enfantée par un cerveau malade.

J'ai la conviction qu'un établissement de ce genre doit économiser beaucoup de vies humaines dans tous les pays à température constamment élevée et je m'estimerai heureux si, un jour, le fait constaté et les résultats acquis viennent changer ma conviction en certitude.

Saint-Etienne, 2 mars 1894.

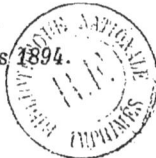

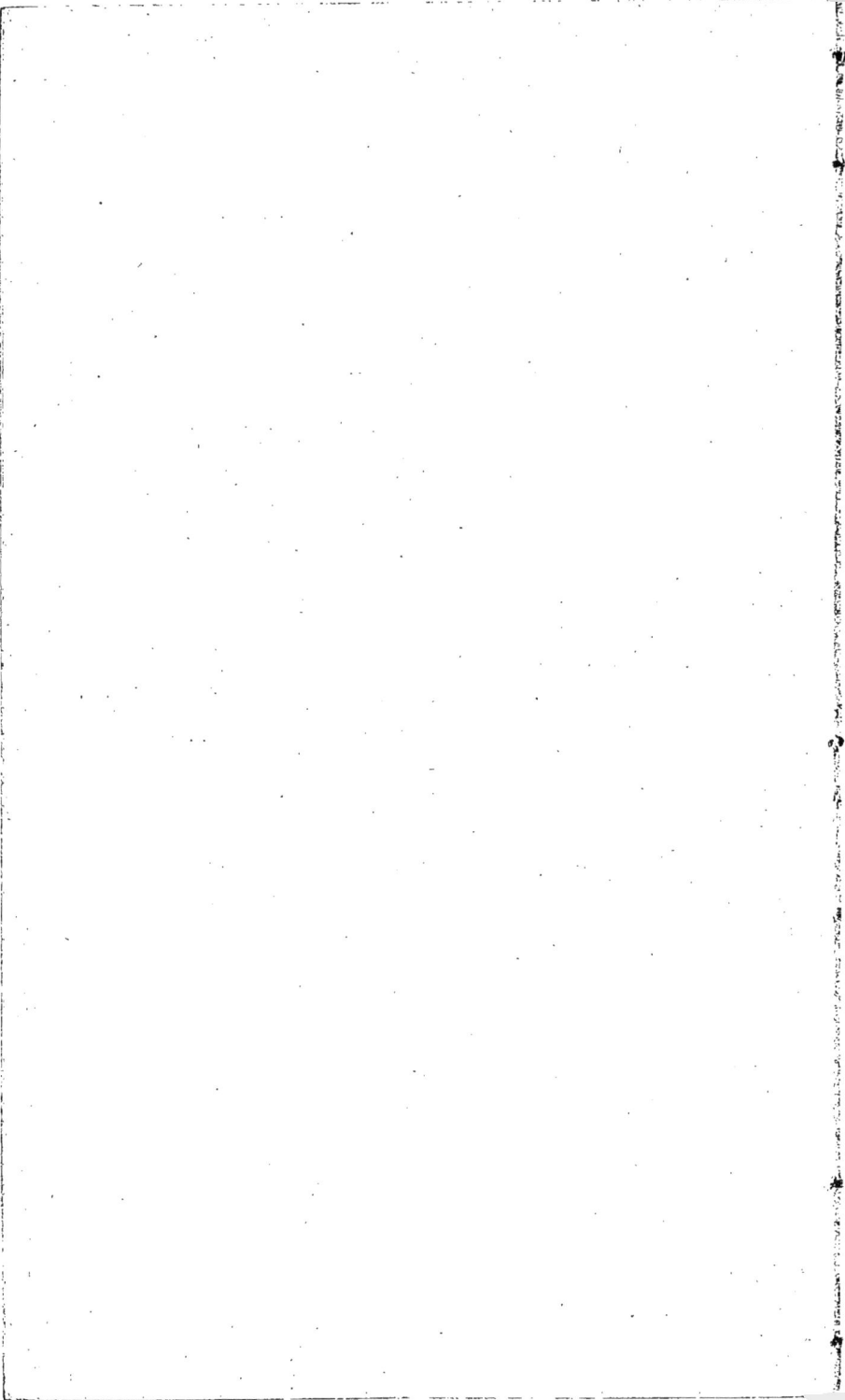

Saint-Etienne, imp. Théolier et Cie, 12, rue Gérentet.

92

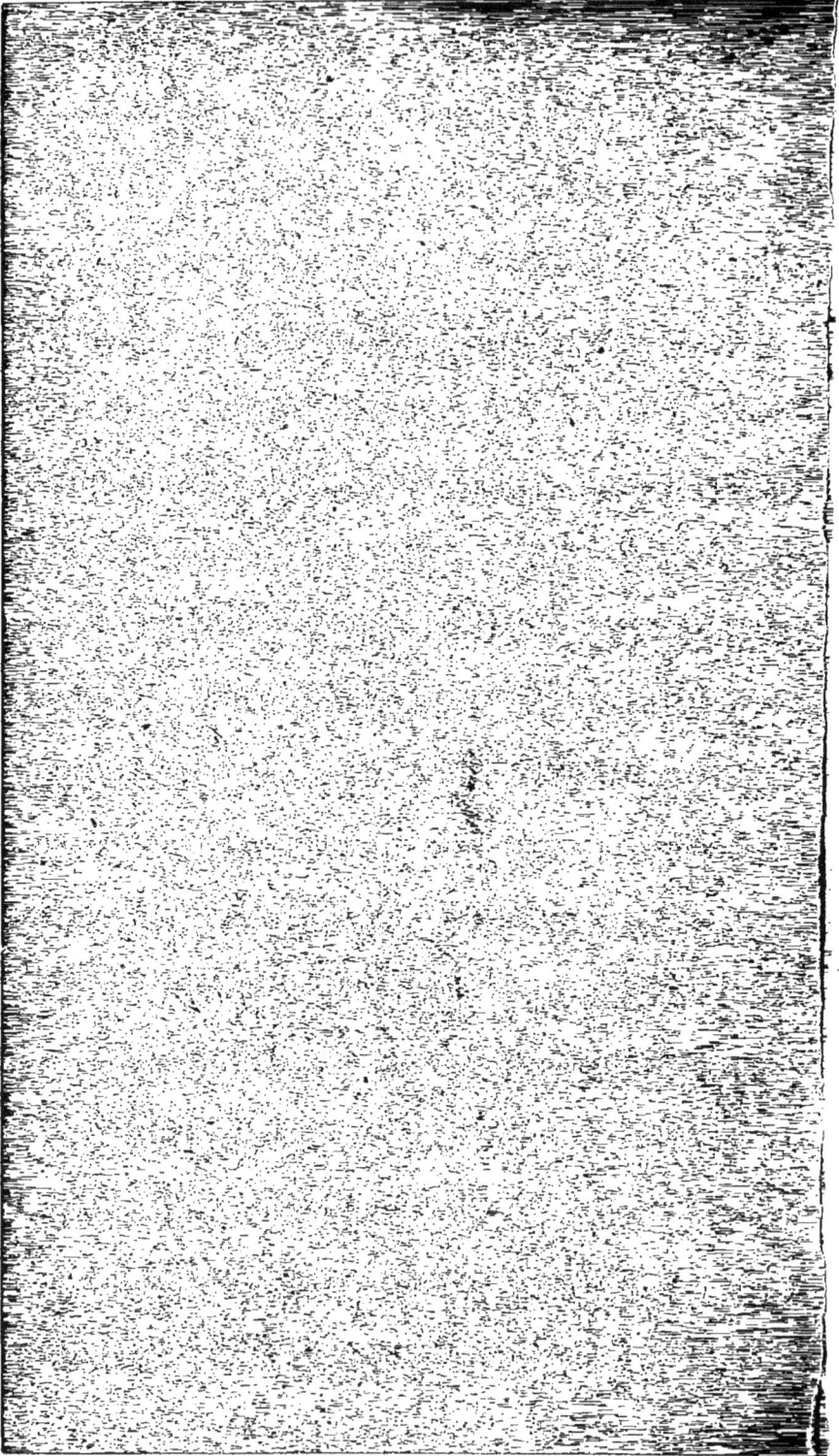